DES

FISTULES

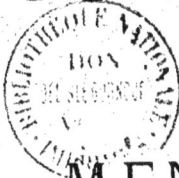

DU

MENTON

PAR

AUGUSTE BELLEMAIN

DOCTEUR EN MÉDECINE DE LA FACULTÉ DE PARIS,
ANC EN EXTERNE DES HOPITAUX,
MÉDAILLE D'. BRONZE DE L'ASSISTANCE PUBLIQUE,
LICENCIÉ EN DROIT,
ANCIEN ÉLÈVE DE L'ÉCOLE DES CHARTES

PARIS

IMPRIMERIE DE LA FACULTÉ DE MÉDECINE
HENRI JOUVE
15, RUE RACINE, 15
—
1892

DES

FISTULES

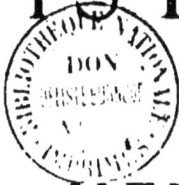

DU

MENTON

PAR

AUGUSTE BELLEMAIN

DOCTEUR EN MÉDECINE DE LA FACULTÉ DE PARIS,
ANCIEN EXTERNE DES HOPITAUX,
MÉDAILLE DE BRONZE DE L'ASSISTANCE PUBLIQUE,
LICENCIÉ EN DROIT,
ANCIEN ÉLÈVE DE L'ÉCOLE DES CHARTES

———~reons~———

PARIS

IMPRIMERIE DE LA FACULTÉ DE MÉDECINE
HENRI JOUVE
15, RUE RACINE, 15
——
1892

A MA GRAND'MÈRE

A LA MÉMOIRE DE MON PÈRE

MEIS ET AMICIS

A M. LE PROFESSEUR BROUARDEL

Doyen de la Faculté de Médecine

A MON PRÉSIDENT DE THÈSE

M. LE PROFESSEUR LE FORT

Chirurgien de la Pitié

A M. LE DOCTEUR GÉRARD-MARCHANT

Chirurgien des Hôpitaux

TÉMOIGNAGE PARTICULIER DE RECONNAISSANCE

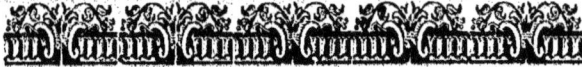

DES FISTULES DU MENTON

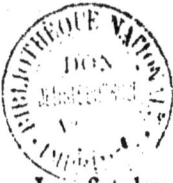

INTRODUCTION.

Les fistules des mâchoires ne constituent pas une affection rare, aussi ont-elles été étudiées depuis longtemps soit par les chirurgiens, soit par les dentistes ; les premiers ne considéraient souvent que la lésion du maxillaire, les seconds ne s'occupaient que de celle des dents et ils avaient la plupart du temps raison.

Dans cette thèse nous n'étudierons que les fistules du menton parce qu'elles offrent un intérêt particulier : c'est en effet, surtout dans cette région, qu'il est parfois délicat de reconnaître l'origine de la fistule ; ce diagnostic a mis plus d'une fois en défaut la sagacité des médecins les plus habiles.

Nous commencerons par étudier l'étiologie de ces fistules ; nous verrons après quelles sont les lésions, de quelle manière elles se produisent et par où se fait l'infection, c'est là le point le plus nouveau de notre travail, grâce à des travaux tout récents ; la marche de la maladie nous occupera alors. Ensuite nous passerons en revue les différents signes au moyen desquels on peut arriver au diagnostic étiologique des fistules mentonnières ; si cette symptomatologie est familière aux spécialistes, il faut bien dire qu'elle est en général peu connue des médecins ; l'importance de ce diagnostic est grande puisque c'est sur la cause qu'il faudra agir pour obtenir la guérison de la fistule ; nous exposerons donc alors pour terminer les différents modes de traitement qu'on peut employer pour obtenir cette guérison.

Le point de départ de notre travail, nous nous plaisons à le dire, est une leçon faite au mois de février dernier à l'hôpital Laennec par M. Gérard-Marchant, chirurgien des Hôpitaux, suppléant M. Nicaise, sur les fistules dentaires ; quelque temps après, M. Gérard-Marchant faisait à la Société de Chirurgie (1) une communication sur « les abcès et fistules du menton » à propos d'une petite fille qu'il avait dans sa clientèle et donnait sur ce sujet deux observations très intéressantes dues à M. le professeur Le Fort, qui a particulièrement insisté dans son enseignement sur l'origine de ces fistules ; deux autres observations de M. le docteur Beurnier y étaient jointes : nous les reproduisons à la fin de ce travail avec les quelques autres que nous avons pu réunir.

Nous ne saurions trop remercier M. Gérard-Marchant d'avoir bien voulu d'abord nous inspirer notre sujet de thèse et de nous avoir dans la suite aidés de ses conseils et fourni les moyens de mener à bonne fin notre sujet; nous le prions d'agréer l'expression de toute notre gratitude.

(1) *Bulletin de la Société de chirurgie,* mai 1892.

Nous remercions pour leur bon accueil et leur amabilité les internes du service, MM. Renault, Damaye qui a recueilli la leçon faite par M. Gérard-Marchant et mise à profit par nous, enfin notre ami et camarade d'école Olivier Macé, qui nous a présenté dans le service.

Avant de commencer, nous tenons à adresser à nos maitres dans les Hôpitaux, M. le professeur Pinard pour l'obstétrique, MM. les docteurs Polaillon, Quénu, Gérard-Marchant, Picqué pour la chirurgie, MM. les docteurs Lancereaux Audhoui, Brault pour la médecine et particulièrement à M. le professeur Brouardel, dont nous avons eu l'honneur d'être l'externe à la Pitié, l'assurance de notre profonde reconnaissance pour leur enseignement et leur bienveillance.

Que MM. les docteurs Magitot, Pietkiewicz et Galippe reçoivent tous nos remerciements pour les conseils qu'ils ont bien voulu nous donner.

Remercions MM. les docteurs Ferrier et Villemin, ancien prosecteur de la Faculté, pour les observations qu'ils ont eu la gracieuseté de nous communiquer.

Que M. le professeur Le Fort, qui a bien voulu nous faire l'honneur d'accepter la présidence de notre thèse, agrée l'hommage de notre profonde reconnaissance.

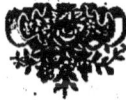

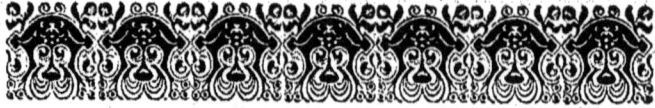

CHAPITRE I

APERÇU HISTORIQUE

Faisons rapidement l'historique de notre sujet: un médecin de Florence, du nom de Benivenius, qui vivait à la fin du XVe siècle, guérit en peu de jours, par l'extraction d'une dent, un ulcère du menton qui durait depuis plus de trois ans; il raconte même, qu'après avoir extrait la dent, il avait remarqué que la racine était rongée *(nam dente ipso evulso erosam ejus radicem cernimus)*.

Dans la suite, beaucoup d'auteurs ont écrit sur les fistules des mâchoires; mais arrivons au XVIIIe siècle où Jourdain (1) guérit une femme qui avait une fistule depuis quatorze ans; aucun chirurgien n'avait eu la pensée d'extraire la dent qui en était cause, ce que fit Jourdain; il trouva aussi une lésion de la racine; elle était, dit-il, corrodée, inégale et couverte d'une sorte de matière pierreuse arrangée par lames. Il nous donne plusieurs observations de fistule, mais toutes avec carie dentaire, ce qui ne rentre pas dans le cadre de notre travail.

Duval, qui publiait au commencement de ce siècle ses « Propositions sur les fistules dentaires », après avoir énuméré les causes des fistules siégeant à la base de la mâ-

(1) Jourdain, *Traité des maladies de la bouche.*

choire, parle de la consomption de l'extrémité de la racine des dents.

Avec Boyer (1), nous voyons la guérison d'un malade qui était porteur, depuis six ans, d'une fistule au-dessous du menton : il arracha les deux incisives médianes de la mâchoire inférieure, la fistule se ferma au bout de six jours ; les incisives enlevées n'étaient points cariées ; il attribue la lésion à l'altération des vaisseaux et de la membrane dentaires ; il dit que dans ce cas, c'est-à-dire quand il n'y a pas de carie, le diagnostic de la cause de la fistule, une dent malade, peut offrir des difficultés ; il donne le moyen de la reconnaître par l'exploration de la fistule avec un corps métallique ; quant au traitement il consiste à extraire la dent malade ; il ajoute qu'on trouve presque toujours à sa base une petite tumeur molle et fongueuse.

En 1848, le docteur Choisy adresse à l'Académie de Médecine un mémoire sur les fistules dentaires dans lequel il est question de périostite goutteuse ou scrofuleuse, la sécrétion morbide produite par cette périostite agirait sur les parties voisines et particulièrement sur l'extrémité de la racine des dents ; elle opérerait un travail d'élimination auquel les Dentistes ont donné le nom de consomption de la racine des dents ; ce serait, dit-il, une véritable opération chimico-organique dont le résultat serait la destruction d'un organe qui deviendrait tout à la fois un corps étranger et le point de départ de la fistule dentaire.

Chassaignac (2) vit par hasard sur le cadavre les

(1) Boyer, *Traité des maladies chirurgicales.*
(2) *Bulletin général de thérapeutique.* 1851.

lésions produites par l'affection dentaire, origine des fistules que nous étudions, nous reparlerons de ses constatations plus loin alors que nous exposerons l'anatomie pathologique de la question ; après avoir décrit les lésions qu'il trouve, il ajoute : « cette affection échappe, nous en sommes convaincus, presque inévitablement à l'attention de l'observateur pendant la vie du malade, à cause de l'intégrité parfaite de la couronne dans ces cas et nous ne doutons point que, dans bien des circonstances où l'on ne peut trouver le point de départ de certains engorgements des ganglions sous-maxillaires et de certains abcès sous-maxillaires à origine inconnue, ce ne soit à cette cause qu'ils sont dus... »

Après nous arrivons à la période contemporaine avec les travaux de MM. Magitot, Dolbeau, Pietkiewicz, etc. ; nous ne faisons que les signaler ici, ayant à en parler dans le cours de notre sujet.

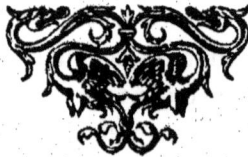

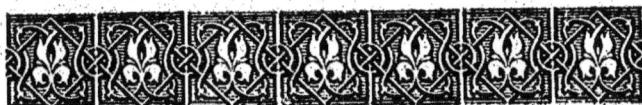

CHAPITRE II

ÉTIOLOGIE

Velpeau, dans ses cliniques, attirait l'attention sur l'origine dentaire des affections des mâchoires. Dolbeau, dans une de ses leçons, s'occupe des fistules et n'en méconnaît pas la cause.

Dans son Traité d'Anatomie, M. Tillaux ne dit-il pas : « Toutes les fois qu'il existe un trajet fistuleux au voisinage des mâchoires, le chirurgien doit se préoccuper du système dentaire, qui en est presque toujours le point de départ, alors même qu'on ne trouve pas de lésions sur la partie extra-alvéolaire des dents. » (1)

Nous ne voulons pas nous occuper des fistules des mâchoires en général ; elles ont, comme le dit M. Tillaux, pour cause presque unique une lésion dentaire la plupart du temps facile à reconnaître. L'éuption de la dent de sagesse à la mâchoire inférieure donne quelquefois lieu à des fistules la plupart du temps multiples à cause de la suppuration abondante qui se produit, envahit une grande partie de la mâchoire et peut même fuser au loin du côté du cou et même du thorax (2). Les fistules sali-

---

(1) Tillaux, *Traité d'Anatomie orographique*, 5ᵉ éd., p. 342.

(2) Heydenreich, *Accidents de la dent de sagesse*, th. Agreg. 1878.

vaires se distinguent facilement de celles d'origine dentaires. Quant aux fistules congénitales, dans la région des
mâchoires elles sont extrêmement rares : M. le professeur
Lannelongue en cite un cas au niveau de l'aile du nez et une
observation de M. le professeur Ollier de Lyon où la fistule
siègait à la région inférieure de la joue gauche (1). Les
fistules des mâchoires sont donc presque toujours ondoto-
phatiques.

Pourquoi nous bornons-nous à l'étude des fistules du
menton ? Parce que c'est dans cette région surtout que
se présentent des fistules cutanées d'origine dentaire,
comme nous le verrons, dont la cause et souvent difficile
à déterminer ; nous n'avons pas en vue les cas où l'on se
trouve en présence d'une dent offrant une lésion mani-
feste de sa couronne, rien n'est plus simple alors, mais
au contraire les cas où la dent ne paraît présenter aucune
altération ou bien a si peu de chose qu'on n'ose pas l'incri-
miner et surtout agir sur elle. C'est, en effet, principale-
ment les incisives qui nous fournissent ces cas-là ; ils ont
embarrassé les chirurgiens les plus habiles. Pourquoi à la
mâchoire inférieure, puisque nous ne parlons que des fistules du menton? Il en est de même pour les incisives
supérieures, seulement à la mâchoire supérieure la fistule
est le plus souvent gingivale et son origine est aisée à
reconnaître.

Dans sa communication à la Société de Chirurgie, M.
Gérard-Marchant, outre le cas qui en faisait l'objet et qui
lui était personnel, citait les deux observations de M. le

(1) Lannelongue et Ménard   *ictions congénitales.*

professeur Le Fort et les deux de M. le doteur Beurnier.
Nous avons pu recueillir douze cas analogues ; nous avons
recherché aussi bien dans les ouvrages des chirurgiens
que dans ceux des spécialistes et, comme on peut s'en
rendre compte, toutes les fistules du menton que nous reproduisons ont pour origine une lésion dentaire dont
nous étudierons plus loin les caractères.

Il est arrivé, plusieurs de nos observations en font foi,
que le médecin consulté, ne reconnaissant pas l'origine
dentaire de la fistule, a essayé différents moyens de traitement ; la plupart du temps on avait diagnostiqué une
lésion osseuse et tuberculeuse ; il a même été fait un grattage du maxillaire inférieur (observation XII), la guérison
n'a été que momentanée, au bout de quelque temps la fistule se reproduisait, ce n'est que lorsqu'on a agi, de di-
verses façons il est vrai, mais sur la dent malade qui
entretetenait la fistule que la guérison a été obtenue
d'une manière définitive.

Nous n'avons pu trouver aucune fistule du menton due
à une affection tuberculeuse ; c'est là un point intéressant,
puisque, comme nous venons de le dire, l'erreur de diagnostic étiologique a été commise ; mais il peut arriver
de rencontrer ces fistules du menton chez des sujets scrofuleux (observation X et XIII), c'est là un terrain favo-
rable, l'origine n'en est pas moins une lésion des dents.

Il nous faut dire cependant que dans un cas observé
par le professeur Richet, la fistule du menton n'était pas
produite, paraît-il, par une affection dentaire (1) : il s'a-

(1) Richet, *Anatomie chirurgicale*, p. 392.

git d'une vieille femme de la campagne dont le menton décrivait une courbe très prononcée en avant et qui portait depuis longtemps une fistule ; Richet examina la fistule avec un stylet et ne rencontrant pas l'os dénudé, incisa les parois et fit une cautérisation au nitrate d'argent. Cette fistule, d'après ce chirurgien, se serait produite à la suite de l'abcès d'une bourse séreuse qu'il a rencontrée chez quelques sujets au sommet du menton, entre les parties molles et le périoste ; nous voulons bien croire ce diagnostic exact, mais nous n'avons pas trouvé mention d'un cas semblable dans d'autres auteurs.

M. le docteur Poirier, chef des travaux anatomiques, que nous sommes allés trouver à ce sujet, a bien voulu nous raconter qu'il avait eu l'occasion de rencontrer cette bourse séreuse, dont le développement se produit quelquefois, atteinte d'inflammation : c'était chez un jeune garçon de Saint-Malo qui produisait son talent sur les plages environnantes, il jouait des airs avec sa bouche qu'il faisait claquer en frappant sur son menton avec le poing ; cet exercice répété détermina le développement d'une bourse séreuse, comme celle du porteur d'eau, qui s'enflamma ; M. Poirier incisa cet hygroma suppuré qui aurait pu peut-être, non traité, devenir fistuleux.

Pour la vieille femme de Richet, elle avait probablement l'habitude de laisser tomber sa tête sur sa poitrine, peut-être cette tête était-elle atteinte de tremblement, comme cela se voit parfois chez les vieillards et le frottement répété du menton avait développé cette bourse séreuse qui s'enflamma et devint fistuleuse.

Il nous faut maintenant répondre à l'objection qu'on

pourrait nous faire, puisque nous n'avons pas parlé des
fistules congénitales. Or, dans l'ouvrage de M. le professeur Lannelongue sur les affections congénitales nous ne
trouvons pas mention d'un seul cas de fistule du menton
de cet ordre ; on y trouve seulement une observation de
fissure au niveau du maxillaire due à Parise, mais il n'y a
ni fistule ni fissure apparente, les deux moitiés de l'os mo-
biles l'une sur l'autre et séparées par un intervalle de 3
à 4 millimètres sont réunies par du tissu fibreux. Ajoutons
que nous n'avons pas rencontré, dans ce même ouvrage ;
de kyste dermoïde et mucoïde de la langue et de la région
sus-hyoïdiennne ayant donné lieu à une fistule.

Nous croyons inutile d'insister davantage au sujet de
l'étiologie des fistules qui nous occupent : elles sont, presque toutes, d'origine dentaire.

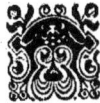

CHAPITRE III

Nous venons de voir que les fistules du menton sont consécutives à une lésion dentaire ; exposons maintenant l'anatomie pathologique de cette affection.

Dans le cas mentionné dans notre historique et datant du XVe siècle, nous avons vu que Benivenius, après avoir extrait la dent, constatait que la racine était rongée *(nam dente ipso evulso erosam ejus radicem cernimus)*. Jourdain nous dit que la racine de la dent qu'il avait enlevée à une femme était corrodée, inégale et couverte d'une sorte de matière pierreuse arrangée par lames. Pour Duval, c'est une consomption de l'extrémité de la racine des dents. Boyer parle de l'affection de la membrane qui enveloppe les dents et de l'engorgement des petits vaisseaux qui la pénètrent ; il ajoute que, presque toujours, on trouve à la base une petite tumeur molle et fongueuse. Dans le mémoire déjà cité du Dr Choisy, l'affection est appelé périostite goutteuse ou scrofuleuse, elle produit un fluide qui agit sur l'extrémité de la racine et opère un travail d'élimination auquel les dentistes ont donné le nom de consomption de la racine ; pour lui c'est une opération chimico-organique détruisant l'organe qui devient corps étranger et point de départ d'une fistule.

Chassaignac, en faisant des recherches à l'amphithéâtre sur de jeunes sujets ayant des ganglions sous-maxillaires hypertrophiés, fit à plusieurs reprises la constatation suivante (1): « La dent examinée dans sa couronne ne présente aucune trace de carie ni d'altération quelconque; mais en dénudant complètement l'os maxillaire, on trouve que la substance de celui-ci, au niveau du point correspondant à l'extrémité terminale de l'alvéole, est creusée d'un certain nombre de trous, de manière à représenter une sorte de lame criblée. Si avec le scapel on détruit cette lame osseuse en partie cariée, en partie nécrosée, on arrive au fond de l'alvéole, où l'on trouve une altération de la racine dentaire et une suppuration plus ou moins ancienne. » Chassaignac ajoute qu'il s'agit d'une sorte de carie intra-alvéolaire, que la dent est malade seulement dans son fond, la couronne est intacte, que la racine dentaire supporte une petite éponge cellulo-vasculaire, dont le volume égale à peu près celui d'un petit pois. C'est bien la description de la lésion que nous étudions, mais dans ces cas elle n'avait pas produit de fistule, mais seulement une adénite sous-maxillaire, ce qui prouve que dans le cas où l'on trouve sur le vivant des ganglions sous-maxillaires hypertrophiés, il faut bien examiner l'état du système dentaire, on y trouvera souvent la cause de cette hypertrophie, qui se sera produite, il est vrai, chez un sujet prédisposé; cela dit en passant, puisque nous en avons l'occasion.

(1) *Bulletin général de thérapeutique*, 1851.

En Angleterre Tomes et Salter ont étudié les lésions qui nous intéressent. C'est dans le travail de M. le Dr Pietkiewicz, qui résume et complète ses devanciers, que nous trouvons un bon exposé de cette affection (1) ; depuis d'autres auteurs ont écrit sur cette affection.

Commençons par dire que l'on désigne sous le nom de périostite alvéolo-dentaire l'affection qui nous occupe, mais ce n'est là, comme nous allons voir, qu'une partie de l'affection ; la dent elle-même est atteinte et le maxillaire aussi alors qu'une fistule s'est produite. Nous ne voulons pas discuter cette désignation ; nous dirons cependant que, depuis quelques années, on emploie concurremment l'expression de périostite ou d'arthrite alvéolo-dentaire ; ce périoste, en effet, n'en est pas un véritable mais plutôt un ligament, comme l'a dit M. Malassez (2) ; nous emploierons de préférence le mot arthrite, l'affection, comme nous l'avons déjà dit, ne se bornant pas au périoste seul.

Voyons quelles sont les lésions de cette arthrite alvéolo-dentaire : dans tous les cas où on a extrait la dent malade on a constaté que le périoste était détruit au sommet de la racine sur une étendue variable, de 2 à 3 millimètres ; c'est plutôt décollé qu'il faudrait dire, ce décollement est produit par le pus ; à la limite de ce décollement le périoste est hypertrophié par suite de l'infiltration purulente ; il présente parfois des fongosités qui forment une espèce de collerette autour de la racine ; au-dessus de ces lésions et jusqu'au collet, le périoste peut avoir conservé son in-

(1) Pietkiewicz, *Périostite alvéolo-dentaire*, th. Paris, 1876.
(2) *Archives de physiologie*, 1885.

tégrité complète ou bien encore présenter simplement de
l'hyperhémie, au cas où une poussée inflammatoire se
serait produite récemment, et cela avec ou sans épaississement.

Du côté de la racine que se passe-t-il? Dénudée de son
périoste, elle présente des lésions variables, elle peut être
irrégulière, rugueuse et couverte d'aspérités, d'autres fois
elle est rongée et usée, elle peut même offrir une certaine
transparence. Ce qui est altéré sur cette racine, c'est le
cément qui est ou bien hyperthrophié par suite d'ostéite
productive ou bien au contraire en partie détruit sous
l'effet d'une ostéite raréfiante ; cette destruction de la cou-
che de cément peut être totale vers l'extrémité de la racine
et l'inflammation osseuse avoir envahi la dentine : à l'ostéite succède la nécrose.

Quant à la pulpe, elle est aussi malade et c'est par elle
que commence l'inflammation, comme nous le verrons ;
enflammée d'abord, elle finit par perdre sa vitalité. Le
sang contenu dans la pulpe se décompose et la matière
colorante pénétrant dans la dentine donne à la dent cette
coloration grisâtre qui s'accentue avec le temps ; c'est
aussi à cette décomposition qu'il faut attribuer la perte
de transparence de la couronne ainsi que la différence
de sonorité à la percussion, signes que nous retrouverons
tout à l'heure à la symptomatologie et qui contribueront
à nous permettre de reconnaître la dent malade. M. le Dr
Galippe (1) a fait tout récemment l'examen microscopique de la dent extraite par M. Magitot sur la petite fille à

(1) *Journal des connaissances médicales*, 9 juin 1892.

propos de laquelle M. Gérard-Marchant fit sa communication.

« Dans la pulpe, dit M. Galippe, on ne distingue plus aucun élément cellulaire, on retrouve encore les vaisseaux mais ils sont complètement altérés. Toute la masse pulpaire est convertie en une espèce de matière granuleuse à l'intérieur de laquelle on distingue un très grand nombre de micro-organismes (microcoques, streptocoques, etc.), on distingue même des filaments vraisemblablement constitués par des chaînettes de streptocoques ».

Que trouve-t-on sur le maxillaire ? L'alvéole est aussi atteint d'ostéite et consécutivement de nécrose, sa paroi est creusée de plusieurs orifices, comme le dit Chassaignac, et peut même disparaître en partie ; l'inflammation peut envahir une plus ou moins grande portion du maxillaire inférieur qui se nécrosera aussi, mais ce n'est pas chose fréquente dans cette région et dans l'arthrite alvéolo-dentaire chronique.

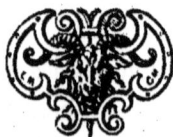

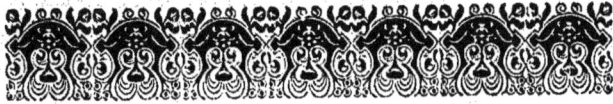

CHAPITRE IV

PATHOGÉNIE ET MARCHE

Les auteurs qui ont décrit la périostite alvéolo-dentaire, ont dit que cette affection était : 1° spontanée ; 2° consécutive ; 3° traumatique ; dans le cas que nous étudions il s'agirait, d'après eux, de périostite spontanée, puisqu'elle apparait sans cause appréciable sur une dent dépourvue de lésion extérieure ; aujourd'hui on n'admet plus guère qu'une inflammation, qui s'accompagne de formation de pus, soit spontanée ; il faut une porte d'entrée à l'infection, mais on n'est pas arrivé encore à découvrir pour toutes les maladies infectieuses par où se fait l'invasion microbienne ; il en était ainsi pour la périostite, il n'y a pas longtemps.

D'après les travaux de MM. Galippe et Vignal, l'infection du périoste se fait par le canal radiculaire dont les microbes occupent non seulement la cavité mais encore les parois ; mais par où pénètrent-ils dans ce canal ? quand il y a carie, rien de plus simple ; mais alors que la couronne parait saine ? Dans ce cas il y a, comme nous allons le voir, des altérations peu visibles ou même qui ne peu-

vent être décelées qu'à un examen microscopique ; soit
une carie très légère, soit une érasion insignifiante de
l'émail. Voilà quelle est la porte d'entrée pour les microbes
qui sont nombreux dans la cavité buccale, ils progressent
par les canalicules de la dentine et arrivent dans le canal
radiculaire où ils infectent alors la pulpe et consécutivement le périoste ou ligament qui se trouve en connexion
avec elle.

A l'examen microscopique déjà cité, M. le docteur
Galippe a trouvé à l'extrémité de la couronne une légère
dépression remplie de micro-organismes et de plus certains canalicules de dentine infectés et remplis de microbes, ces canalicules infectés allant de la surface libre de
la couronne à la cavité pulpaire ; il croit d'après cela, à
juste titre, que l'infection s'est faite par la petite carie superficielle.

De même dans un cas analogue (observation X), M.
Galippe constate après l'extraction, en examinant la dent
de très près, une légère altération au niveau du collet ; à
l'examen microscopique il reconnaît que c'était de la carie
superficielle et que cette cavité était remplie de microbes ;
de là partaient des canalicules infectés allant à la pulpe,
dans les parois de sa cavité se trouvaient des colonies de
micro-organismes. Dans ce cas comme dans celui de M.
Magitot, dit M. Galippe, nous avons affaire à une infection alvéolaire d'origine microbienne provoquée par une
carie superficielle à peine visible.

« Ces faits démontrent, ajoute M. Galippe pour le cas
particulier, que chez les enfants scrofuleux les dents, en
raison de leur faible densité, n'offrent qu'une faible résis-

tance à l'infection et que cette infection, grâce au terrain particulier sur lequel elle évolue, se propage avec autant de rapidité que de gravité. L'examen microscopique peut seul dans ce cas donner l'explication des phénomènes observés. »

Dans l'observation XIV nous voyons un autre mode d'infection : M. Galippe croit que, chez le petit garçon de 9 ans dont il raconte l'histoire, la dent malade arrachée a été infectée par le maxillaire qui, lui-même, aurait été atteint d'ostéite consécutivement à l'infection d'une dent de lait cariée qu'il avait extraite quelque temps aupara-vant.

Nous venons de voir l'infection se faire dans la dent par la couronne atteinte de carie superficielle et invisible à l'œil nu, mais il est des cas où l'arthrite a une origine autre que la carie : c'est l'ivoire qui, mis à nu soit par une fracture plus ou moins légère de la couronne ou une éro-sion insignifiante de l'émail, présente ses canalicules à découvert ; les microbes y pénètrent ; il peut arriver que cette infection se fasse avec une grande lenteur ; la pulpe et le ligament ne sont infectés que tardivement, plusieurs mois et même plusieurs années après que la lésion a été produite ; dans l'observation VI l'arthrite suppurée ne s'est manifestée que quatre ans après la fracture d'une dent ; comment expliquer la lenteur de ce processus ? pourquoi l'infection a-t-elle mis si lontemps à se produire ? nous allons l'expliquer.

Dans une étude sur la carie (1), M. Galippe dit qu'après

---

(1) *Journal des connaissances médicales*, 24 oct. 1889.

l'obturation les microbes cheminent lentement dans les canalicules, pendant des mois et même des années ; ils arrivent cependant à infecter la pulpe ; de là ces complications éloignées de la carie, une périostite se déclarant deux, trois et même quatre ans après une obturation.

On peut en dire autant par analogie pour une dent qui a reçu un traumatisme ayant causé une lésion plus ou moins légère de la couronne ou dont l'émail a disparu par une cause quelconque ; n'est-ce pas là comme dans la carie, l'émail enlevé et l'ivoire à nu ou même entamé rendent l'infection possible, comme nous l'avons vu.

Dans toutes les observations que nous avons pu réunir, sauf la dernière que nous venons de citer où il y a un traumatisme dont le malade a gardé le souvenir, l'arthrite survient sans cause appréciable, sans lésion dentaire apparente ; pour celles de M. Galippe et la dernière de M. Magitot (malade de M. Gérard-Marchand), l'examen microscoqique a été fait et une carie légère mais suffisante a été constatée ; pour les autres il n'a pas été fait d'examen, nous ne pouvons donc dire comment s'est faite l'infection.

D'après ce que nous avons dit, on peut supposer une altération de la couronne, soit une carie superficielle et invisible soit une érosion intéressant l'émail ou même la dentine produite sans doute par un traumatisme antérieur qui peut avoir eu lieu, comme dans l'observation VI, plusieurs années auparavant et le malade n'en a pas conservé le souvenir. Chez certains sujets, les scrofuleux par exemple, les dents étant plus friables, ce traumatisme peut être de peu d'importance et néanmoins produire

une altération de la couronne, la maticcation seule ne
pourrait-elle pas suffire dans ce cas à user l'émail et à découvrir la dentine ?

Cette arthrite, prétendue spontanée, frappe, en effet,
surtout les dents antérieures ; n'est-ce pas ces dents qui
sont le plus exposées au traumatisme ? n'est-ce pas encore
de ces dents qu'on se sert pour une foule d'usages, sans
parler de la mastication, pour tirer, arracher, suspendre
etc., qui nécessitent de la force ou produisent un choc et
peuvent par cela même produire une lésion de la couronne.

Nous ne voulons pas, avant d'aller plus loin, passer
sous silence une théorie émise pour expliquer l'arthrite,
dite spontanée : un traumatisme se produisant sur la dent
séparerait la pulpe de ses vaisseaux et celle-ci perdrait sa
vitalité, la lésion osseuse serait consécutive, mais le périoste ? il s'enflammerait aussi probablement par l'effet
du traumatisme ; et le pus ?

Voilà donc l'infection produite, elle envahit la pulpe et
consécutivement le ligament, l'arthrite est établie, il se
forme une collection purulente, puis viennent les lésions
décrites de la racine (cément et parfois dentine), puis
celles de l'alvéole. Le pus collecté ne peut s'échapper par le
canal dentaire, comme cela arrive dans la carie au troi-
sième degré, mais il passe par l'alvéole perforé ou en
partie détruit, ainsi que nous l'avons vu ; alors se produit un abcès qui siège soit à la gencive soit à la peau,
soit même aux deux ; cela dépend de l'étendue et du siège
de l'affection et aussi du rapport de ce siège, suivant les
dents, avec la cavité vestibulaire de la bouche : pour les

dents antérieures de la mâchoire inférieure l'abcès se produit la plupart du temps au menton au cas d'arthrite
chronique, celle-ci étant localisée au sommet de la racine
dentaire et ce sommet est situé généralement au-dessous
du fond de la gouttière gingivo-labiale.

Le pus donc, qui a cheminé à travers la paroi alvéolaire, arrive sous la peau au-dessous du fond du vestibule
buccal et va, d'une part à cause du peu de laxité des
tissus qui recouvrent l'os à la partie antérieure du menton, à cause de la déclivité d'autre part, va, disions-nous,
former au voisinage de la symphise un abcès cutané qui
s'ouvrira spontanément ou bien sera incisé; le pus con-
tinuant à se former entretient l'abcès ouvert, la fistule est
constituée.

Pourquoi ces fistules du menton sont-elles antérieures ?
d'une façon générale les fistules dentaires ne s'ouvrent
pas du côté de la face interne du maxillaire ; d'autre part
si on regarde la partie antérieure de cet os, on constate
le peu d'épaisseur qu'il a en avant au niveau des alvéo-
les, la perforation de la paroi alvéolaire se fera par con-
séquent plus facilement et plus rapidement en avant.
Pourquoi ces fistules sont-elles parfois situées un peu en
arrière ? C'est, croyons nous, au peu de laxité des tissus
du menton dont nous avons déjà parlé qu'il faut attribuer
cette situation postérieure, le pus est refoulé en arrière
où les tissus sont plus lâches, il ne sont plus bridés
comme en avant par des fibres très fortes, ainsi que M.
Poirier nous le montrait sur un cadavre lors de notre
visite.

Marche. — L'arthrite s'établit chronique d'emblée ou bien ne prend ce caractère qu'après avoir présenté un état aigu ; chronique dès le début elle peut présenter des poussées aigues. Il peut arriver qu'au début, la périostite n'étant pas limitée au sommet, mais ayant envahi tout le périoste, il se produise un abcès buccal, comme dans l'observation III ; cet abcès gingival peut aussi se former pendant le cours d'une arthrite chronique, grâce à une poussée inflammatoire dans le ligament.

L'abcès cutané, avons-nous dit, s'ouvre spontanément ou bien est incisé, à la suite persiste une fistule, mais il arrive (observation VI) que la fistule se ferme, puis au bout de quelque temps un nouvel abcès apparait et s'ouvre de nouveau, la fistule est intermittente ; dans l'observation VI il se formait tous les ans un abcès qui restait ouvert un certain temps ; dans l'intervalle des abcès il subsistait un peu d'empâtement.

Parfois l'abcès a une marche très lente et n'occasionne aucune douleur, il arrive que l'abcès augmente progressivement de volume et s'ouvre au bout d'un temps assez long ; dans ce cas on peut croire à un abcès froid. D'autres fois c'est simplement, comme dans l'observation VII, un petit bouton qui devient légèrement volumineux et s'ouvre sans causer de douleur. C'est surtout, avec cette marche lente et dans laquelle il n'y a pas de douleur, que l'on peut faire une erreur de diagnostic : les malades, en effet, n'attirent pas l'attention sur leurs dents dont ils ne souffrent pas ou n'ont pas souffert auparavant ; s'ils ont eu une période aiguë avec douleur dans le passé, souvent ils ne s'en souviennent pas ; si l'on n'est pas prévenu on ne verra pas la véritable cause de l'affection et on tentera un traitement non approprié qui échouera, si même on ne pratique pas une opération inutile.

Ces abcès, quelle que soit la façon dont ils évoluent, restent fistuleux ; la fistule présente généralement un orifice déprimé, en cul de poule, d'ou s'écoule soit du pus, soit un liquide séreux en petite quantité ; quand cet écoulement est minime il forme en séchant au bord de l'orifice des croûtes jaunâtres qui finissent par l'obstruer, ce qui fait croire à la guérison, mais cette croûte finit par se détacher pour laisser passer le liquide accumulé derrière elle et la même série de phénomènes peut se reproduire.

La durée de ces fistules n'a pas de limite ; nous avons vu dans notre historique une fistule qui durait depuis quatorze ans et qui fut guérie par l'extraction de la dent malade ; aujourd'hui on ne voit plus cette affection rester aussi longtemps méconnue.

Le pronostic est naturellement bénin, puisqu'il suffit de s'adresser à la lésion dentaire pour obtenir une guérison définitive.

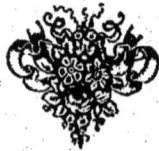

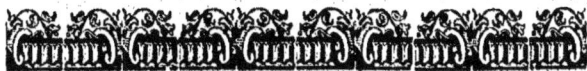

CHAPITRE V.

SYMPTOMATOLOGIE.

Nous avons vu de quelle façon l'arthrite prend naissance, quelles sont les lésions et quelle marche peut avoir
l'affection ; nous allons maintenant examiner, non pas
quels sont les symptômes plus ou moins frustes de cette
affection, nous en avons parlé à propos de la marche, mais
quels sont les signes auxquels on peut reconnaître qu'une
dent est atteinte d'arthrite chronique ; c'est la chose impor-
tante, puisque c'est sur cette dent, cause de la fistule, qu'il
faudra agir pour supprimer la fistule ; nous aurions pu
intituler ce chapitre diagnostic étiologique.

Il est des cas où, comme nous l'avons déjà dit, ce
diagnostic est très-facile : il y a une lésion apparente de
la couronne qui est cariée ou obturée, ou bien il y a fracture ou érosion visible ; mais il arrive que la détermination de la dent malade offre une certaine difficulté.
Il est entendu que, nous trouvant en présence d'une
fistule, nous songeons de suite à la possibilité d'une
origine dentaire ; comment reconnaître la dent à incri-
miner ?

Les signes qui peuvent nous permettre d'arriver à cette

reconnaissance sont nombreux, énumérons-les métho-
diquement :

1° Si on regarde **avec attention** les dents antérieures, au
cas d'arthrite chronique, **la dent** atteinte peut présenter
une coloration plus ou moins **grisâtre ou** bleuâtre, nous
savons que cette couleur résulte de la décomposition de
la pulpe; mais cette coloration peut être très **faible** et
même ne pas être visible à l'œil nu d'une façon bien **nette ;**
il faut alors éclairer les dents suspectes avec le petit
miroir concave dont se servent les spécialistes, cette
coloration sera plus apparente.

La dent malade peut présenter une différence de longueur avec ses voisines. S'il y a fracture, on la soupçonnera
d'être atteinte d'arthrite.

On peut enfin, pour terminer avec les signes obtenus par
la vue, éclairer les dents par leur face postérieure au
moyen d'une petite lampe électrique; si on en constate
une ayant perdu sa transparence, c'est que sa pulpe est
malade, nous l'avons vu, ce qui fera supposer l'arthrite
consécutive.

2° On peut, au toucher, constater une dent ayant plus
de mobilité que les autres; il peut y avoir douleur à la
pression ou bien cette dernière sera sans effet.

3° La percussion peut occasionner de la douleur sur la
dent, elle sera plus douloureuse exercée perpendiculaire-
ment à l'axe transversal de la dent, au cas d'arthrite
chronique, que pratiquée sur l'une des faces, cela tient
au siège de la lésion, au sommet de la racine dentaire. Il
peut n'y avoir aucune douleur à la percussion d'une dent
atteinte d'arthrite par suite de la destruction du nerf

dentaire. Disons enfin que par la percussion on peut percevoir sur la dent malade une légère différence de tonalité, le timbre est plus clair que sur les autres dents, à cause de la décomposition de la pulpe.

4º Explorons maintenant la fistule avec un stylet, c'est là le point le plus important pour le diagnostic étiologique : d'abord la direction que prendra l'instrument donne déjà un renseignement sur la dent malade ; mais la plupart du temps on pourra arriver jusqu'à la racine altérée, on sentira alors un corps dur et plus résistant que l'os ; si le nerf dentaire n'est pas complètement détruit mais seulement altéré on peut provoquer de la douleur et le malade s'écrie aussitôt : « vous touchez ma dent » ; ce cri dentaire est caractéristique, il démontre, comme le disait M. Gérard-Marchant dans sa leçon, que la fistule est en rapport avec l'altération de la racine de cette dent que le malade touchera avec son doigt.

S'il y a doute, si on hésite entre les deux dents contigues, il faut alors, comme l'indique M. le docteur Magitot (1), faire percuter par un aide au moyen d'un corps dur l'extrémité du stylet maintenu d'une main au contact de la dent et en même temps on applique un doigt de l'autre main alternativement sur l'une ou l'autre des dents que l'on suppose malades ; la transmission du choc est perçue d'une façon beaucoup plus évidente alors qu'on applique le doigt sur la dent dont la racine est en contact avec le stylet (observation III). De même la percussion pratiquée sur la couronne se transmet plus nettement par l'instrument lorsqu'on frappe sur la dent malade.

(1) *Dict. enc. Sc. Méd.*, article dent.

M. Gérard-Marchant dit qu'en dernière analyse on pourra faire le diagnostic au moyen d'une ponction exploratrice, en trépanant la dent à la partie postérieure, où il sortira du pus ou bien avec un fin crochet on sondera la dent par le canal pratiqué et on ramenera les débris de pulpe altérée à odeur infecte. Nous jugerons cette trépanation en parlant du traitement, car elle a été employée comme moyen curatif; nous préférerions, pour établir notre diagnostic, faire la trépanation antérieure de la gencive; mais il sera, croyons-nous, bien rare d'être obligé de recourir à ces modes extrêmes; on arrivera la plupart du temps, au moyen des différents signes que nous venons de passer en revue, à déterminer la dent qui, par ses altérations radiculaires, a produit et entretient la fistule.

L'interrogatoire du malade ne donne pas en général de renseignement précis; la plupart du temps, en effet, la douleur est très faible ou même nulle sur la dent, ou bien elle n'est pas localisée, le malade ne sait pas quelle dent est douloureuse; ce n'est alors que par la percussion ou par l'exploration au moyen du stylet, comme nous l'avons dit, que le malade arrivera parfois à indiquer la dent malade qu'il ignorait.

Quant aux commémoratifs, ils manquent souvent; le porteur d'une fistule a eu un ou plusieurs abcès antérieurement, le plus fréquemment il ne sait pas quelle dent en a été l'origine. Cependant il arrive que la dent a reçu un traumatisme antérieur, l'accident peut être resté gravé dans le souvenir de celui qui l'a subi, comme dans l'observation VI où les complications ne sont survenues que

quatre ans après la fracture de l'angle interne d'une incisive. Le plus souvent le malade qui vient consulter pour
sa fistule ou même pour une autre cause ne sait pas à
quoi l'attribuer, nos observations en font foi : il a oublié
soit le traumatisme antérieur soit les douleurs dentaires
plus ou moins localisées qu'il a pu éprouver à une époque plus ou moins éloignée, lors d'une période aiguë.

Pour nous résumer, nous dirons que les signes les plus
importants par lesquels on pourra faire le diagnostic de la
dent malade, cause de la fistule, sont : la coloration de
la dent, son défaut de transparence, l'exploration de la fistule au moyen du stylet.

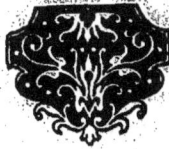

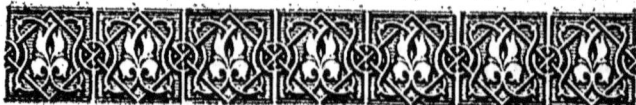

CHAPITRE VI

TRAITEMENT

Nous sommes donc en présence d'une fistule du menton consécutive à une lésion dentaire, que faut-il faire ?
Chassaignac conseillait d'opérer la transposition intéro-
buccale de l'orifice cutané de la fistule ; mais, outre que ce
traitement n'est pas curatif, il n'est guère applicable qu'à
la joue.

Nous savons que les traitements tentés par la fistule
n'ont pas réussi, plusieurs de nos observations le prou-
vent : quant aux opérations faites par la fistule, elles
ont eu le même résultat négatif, les curettages et gratta-
ges ont échoué. Dans un cas cependant, celui de M. le
Dr Villemin (observation XIII), ce traitement a réussi :
après avoir agrandi légèrement la fistule, M. Villemin
est allé gratter jusqu'à la racine de la dent qu'il a pu
nettoyer et a obtenu une guérison qui dure depuis huit
mois, il a sans doute pu de cette façon débarrasser suffisam-
ment la racine de ses parties malades, mais par cette voie
on n'arrive pas à un résultat aussi complet, au point de
vue de l'ablation, que par les procédés que nous dirons ;

nous espérons que dans le cas de M. Villemin le netto-
yage a été suffisant et que la fistule ne se reproduira pas,
mais on ne peut pas l'affirmer encore avec certitude, vu
la lenteur avec laquelle elle se forme parfois et surtout
se reforme à nouveau. Quoi qu'il en soit, les autres
opérations faites par cette voie n'ont pas réussi, soit
qu'on ait gratté seulement le maxillaire, soit qu'on n'ait
pas sufisamment nettoyé la racine : au bout d'un temps
plus ou moins long, la fistule s'est reproduite. Voyons
donc par quels procédés différents on peut intervenir en
agissant directement sur la dent.

Le traitement de l'arthrite alvéolo-dentaire chronique
consiste à 1° donner au pus un issue ; 2° à supprimer les
parties malades de la dent qui est atteinte et entretient la
fistule.

Le drainage ne peut s'appliquer qu'à une dent cariée,
si la couronne est saine, il faut établir un canal commu-
niquant avec la cavité pulpaire, on donne ainsi issue au
pus, mais on ne supprime pas les altérations radiculaires,
c'est un procédé palliatif mais non curatif ; cependant dans
deux de nos observations, celles de M. le Professeur Le
Fort, on peut voir que le spécialiste, auquel il envoya
ses deux malades, réussit de cette façon à guérir la fistule, il nettoya la cavité pulpaire seulement ; l'issue donné
au pus, dans ce procédé opératoire, est située au-dessus du
foyer, de plus on n'enlève pas toutes les parties altérées
mais seulement la pulpe ; enfin, pour ce faire, il faut perforer la couronne à sa partie postérieure, c'est là une
opération difficile et qui de plus nécessité une obturation.

L'extraction, employée depuis lontemps dans le cas de

fistule, avant les procédés actuels, est le traitement le plus
simple, mais c'est la dernière chose à faire au cas où les
autres traitements n'auraient pas réussi ou seraient impos-
sibles. Il est un cas cependant où l'extraction peut être indiquée, c'est chez l'enfant, comme chez la petite malade de
M. Gérard-Marchant opérée par M. Magitot, quand les
dents sont assez rapprochées pour que la place, laissée vide
par l'extraction de la dent, puisse disparaître par le rapprochement des dents voisines.

Il nous reste deux procédés opératoires à exposer ;
parlons d'abord du premier en date, c'est-à-dire de la greffe
dentaire, qui fut pratiquée pour la première fois au commencement de ce siècle par Delabarre ; mais c'est à
Alquié, de Montpellier, qu'est due la première observation
de greffe dans le cas qui nous intéresse (observation II).

En 1875, M. Magitot commence à appliquer ce mode
de traitement et en fait l'objet d'une communication à la
Société de chirurgie en 1879 (1) ; dans l'article, greffe
dentaire, du dict. enc. des sc. méd. il résume le procédé
opératoire qui se compose de trois temps ; 1° extraction de
la dent ; 2° résection de la partie altérée ; 3° réimplantation immédiate.

Le premier temps doit être pratiqué avec lenteur à cause
des fractures soit de la dent, soit de l'alvéole que l'on
pourrait produire par une extraction rapide ; une fois la
dent extraite sans fracture, on résèque au moyen d'une
pince de Liston l'extrémité radiculaire altérée et, une fois
l'hémorrhagie alvéolaire arrêtée, on réimplante la dent

(1) *Bulletin soc. chir.* 1879 p. 70.

dans son alvéole qu'on doit avoir eu soin de nettoyer anti-
septiquement ainsi que la dent; on peut appliquer un
bandage contentif en 8 de chiffre fait avec un fil de soie
ou bien une gouttière en gutta-percha, cela est surtout
nécessaire pour les incisives, qui sont uniradiculaires. La
fistule doit être maintenue quelques jours afin que les
produits puissent encore s'éliminer; les adhérences nou-
velles s'établissent rapidement entre la dent et son alvéole
par ce qui reste de périoste qui de plus, la pulpe ayant
disparu, serait une source vitale pour la dent. La suppuration par l'alvéole empêcherait la greffe de réussir. La
guérison s'opère en 10 à 12 jours. En 1882, M. Magitot
avait pratiqué 117 greffes avec 8 insuccès, nous croyons
qu'à présent les échecs sont encore moins nombreux, des
spécialistes disent même que la greffe réussit toujours.

Parlons maintenant de l'autre mode de traitement :
en 1881 M. Martin, de Lyon (1) propose, à cause de
certains inconvénients de la greffe, de s'adresser directement à la racine malade sans faire d'extraction : pour
cela il trépane la dent au niveau de la racine au moyen
d'une couronne de trépan de 4 à 5 millimètres de diamètre,
au centre de la couronne existe un poinçon-foret la
dépassant de 1 millimètre pour éviter toute déviation ou
glissement, adaptée à un tour, comme en ont les spécialistes, l'opération ne dure que quelques secondes ; par
l'ouverture ainsi pratiquée on donne issue au pus, on
peut faire l'antisepsie du foyer, mais on n'enlève pas
toutes les parties malades.

(1) *Lyon médical* 1881, p. 35.

A ce procédé opératoire on peut reprocher, et on l'a fait, son incertitude au point de vue de l'ablation des parties malades ; on ne peut savoir d'une façon précise qu'elle est l'étendue et la profondeur de la destruction qu'on opère. Nous avons dit l'avantage de ce mode opératoire qui permet de faire pendant quelque temps l'antisepsie du foyer infecté. Quant à la cicatrice qui se produira sur la gencive, elle finira par être à peine apparente.

Pour la greffe dentaire on a objecté que l'extraction devait être lente et par suite douloureuse, que cette lenteur n'évitait pas toujours les fractures de la dent et de l'alvéole ; il arrive que la dent, remise en place, est plus haute que ses voisines, il faut alors la réséquer ; enfin les connexions peuvent ne pas se rétablir avec l'alvéole soit à cause de la suppuration qui continue soit par une insuffisance de périoste. Il faut de plus généralement un appareil de contention pour faciliter la consolidation parfois assez lente. L'avantage de la greffe consiste en ce qu'on enlève complètement la portion malade de la racine.

Avec la trépanation l'opération est rapide, la douleur n'est pas très forte ; il n'y a pas de rétention du pus ; la dent n'a pas quitté sa place et garde des connexions suffisantes avec l'alvéole. Le travail de réparation dure de trois à quatre semaine ; la dépression disparait ; la guérison se fait par le bourgeonnement de la cavité alvéolaire.

Quel traitement préférer ? Nous avons consulté des spécialistes à ce sujet : les uns emploient exclusivement la greffe, d'autres la trépanation, quelques-uns usent des deux procédés.

Dans le cas de fistule mentonnière c'est une incisive de la mâchoire inférieure qui est en cause, il est alors, croyons-nous, préférable d'employer la greffe : en effet, nous avons vu que le sommet de la racine des incisives est situé au-dessous du fond de la cavité vestibulaire, si on trépane, on le fera au-dessus de la lésion ou tout au moins on n'atteindra qu'une partie de celle-ci ; il est vrai qu'on a prétendu qu'il ne s'agit pas en l'espèce d'enlever un séquestre mais de débrider et nettoyer un foyer septique ; néanmoins nous pensons qu'il vaut mieux dans le cas actuel faire la greffe dentaire qui, comme nous l'avons dit, est toujours suivie de succès.

Pour terminer nous dirons qu'il faudra appliquer le traitement pour prévenir l'affection. Les malades viennent, il est vrai, le plus souvent consulter lorsque la fistule est établie ; il peut arriver qu'on ait affaire à un malade au début de son arthrite, il a soit un abcès à marche rapide, soit des abcès à répétition dans la région du menton, il faut alors rechercher, ce qui sera plus facile dans une période aiguë, la dent ayant des altérations radiculaires et appliquer le traitement. On se mettra ainsi à l'abri de nouveaux abcès et de la complication probable que nous venons d'étudier, la fistule du menton.

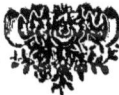

CHAPITRE VII.

OBSERVATIONS.

OBSERVATION I

Périostite spontanée de l'incisive médiane gauche inférieure. Passage à l'état chronique. — Fistule mentonnière. — Extraction. — Guérison (docteur Roux de Meximieux, in Bulletin de Thérapeut. 1872).

Claudine B., âgée de vingt ans, du Bourg-Saint-Cristophe (Ain), me fut présentée dans mon cabinet par son père, le 1er mai 1846. Elle portait depuis trois mois, sous la symphise du menton, un petit abcès duquel suintaient, à de courts intervalles, quelques gouttes de suppuration, la joue du reste n'était le siège d'aucune fluxion. Cette plaie, qui lui donnait dans son village la triste réputation d'avoir les humeurs froides, faisait son désespoir ; elle voulait à tout prix s'en débarrasser. A première inspection, je crus à une fistule dentaire occasionnée par la carie d'une incisive, et je ne fus pas peu étonné d'entendre la jeune fille m'affirmer qu'elle n'avait jamais eu mal aux dents et de constater moi-même que les quatre incisives inférieures paraissaient en effet très saines. Il fallut donc supposer que le mal appartenait à l'os de la mâchoire et, dans le but de reconnaître sa profondeur, j'introduisis par la petite plaie un stylet qui pénétra de bas en haut, à environ deux centimètres. J'injectait immédiatement dans le trajet fistuleux quelques gouttes de teinture de myrrhe et je fis panser l'ulcère extérieur avec un plumasseau de charpie imbibé de vin aromatique. Ces injections, répétées tous les trois jours pendant quinze jours, n'ayant produit aucune amélioration, je remplaçai, sans plus de succès, pendant un mois, la teinture de myrrhe par celle d'iode. Enfin, pressé par les instances de la malade et de sa famille que cette maladie désolait, impatienté moi-même de l'inutilité des moyens que j'avais employés avec persistance pendant un mois et demi, je me décidai à porter une pointe de feu dans le trajet fistuleux, et j'avais déjà à la main le cautère actuel, quand la crainte d'avoir commis une erreur de diagnostic me fit surseoir à l'opération, poursuivi que j'étais depuis le début du traitement par la pensée qu'il s'agissait peut-être dans cette circonstance embarrassante, d'une fistule dentaire d'une forme insolite dont je pouvais ne pas avoir rencontré d'exemple. En conséquence, procédant à une nouvelle exploration, je saisis entre les mors d'une pince à dissection chaque incisive, l'une après l'autre, et j'essayai de l'ébranler avec une force modérée, afin d'éprouver la solidité comparative de chacune d'elles ; toutes se montrèrent parfaitement immobiles, excepté l'incisive moyenne gauche, qui répondait par des oscillations légères, mais cependant assez sensibles, aux efforts que j'exerçais sur elle. Observée avec une attention particulière, cette dent me sembla se distinguer des autres par une teinte d'un gris jaunâtre ; dès lors ma résolution fut arrêtée, j'en pratiquai aussitôt l'extraction à l'aide d'un davier droit sans prévenir la malade, qui me reprocha en pleurant d'avoir ajouté une seconde infirmité à celle qu'elle avait déjà. Ses reproches, ma détermination qui avait été un peu prompte, ne me laissaient pas sans inquiétude sur le résultat ultérieur ; je me hâtai de flairer la racine de la dent, et je fus aussitôt rassuré par la puanteur qu'elle exhalait et qui est un phénomène constant et caractéristique dans le cas de fistule dentaire. Afin de donner à mon diagnostic un dernier contrôle, je poussai, par l'alvéole de la dent arrachée, un stylet en poil de sanglier, qui chemina sans peine et vint ressortir par l'ouverture mentonnière. Certain par cette épreuve décisive de ne m'être pas trompé, je pus consoler ma jeune malade et lui promettre une guérison certaine ; elle fut en effet guérie huit jours après l'opération.

Observation II.

*Fistule faciale ancienne au menton ; dents saines à l'exté-
rieur. — Arrachement et excision de la racine d'une incisive ;
replacement et conservation de cette dent. — Guérison de la
fistule. (Observation de la clinique du docteur Alquié de
Montpellier, recueillie par M. Planchon, in Bulletin de thérapeutique, 1860).*

V., soldat au 2ᵉ régiment du génie, âgé de vingt-cinq ans,
entre à l'hôpital Saint-Eloi le 2 octobre 1858. Au mois de décembre précédent, il s'est aperçu d'un petit abcès qui s'est
développé au centre du menton ; il n'a jamais ressenti de douleur dans cette région ni dans les dents qui y correspondent.
L'abcès a percé spontanément, laissant couler une petite quantité de pus sanguinolent. A partir de ce moment, il s'est établi
en ce point une fistule donnant un écoulement puriforme, mêlé
de salive. Il n'est point sorti de parcelles d'os. Au mois de
juin 1858, il entre à l'hôpital où, après l'exploration de la fistule,
on prescrit des injections dans le trajet avec une solution de nitrate d'argent et on l'envoie aux bains de mer. Ce traitement est
resté inefficace, et quelque temps après, le 2 octobre 1858, V...
rentre à l'Hôtel-Dieu. On lui fait répéter les injections précé-
dentes et on lui administre de l'huile de foie de morue.

Au moment où M. le professeur Alquié prend le service, le
1ᵉʳ novembre 1858, la maladie n'avait éprouvé aucune amélioration. Le chirurgien en chef explore la fistule et son stylet vient
heurter l'incisive centrale gauche ; le malade ressent très-dis-
tinctement l'impression du stylet sur cette dent. La percussion
sur la couronne de celle-ci ne produit pas de douleur bien mar-
quée.

Le 11 novembre, M. Alquié extrait au malade l'incisive gauche, dont l'extrémité est altérée. Toute la portion malade est
excisée ; la dent est aussitôt replacée dans son alvéole et fixée
aux dents voisines par des fils de soie.

A partir de ce moment, le malade voit sa fistule se fermer

peu à peu dès les premiers jours, l'écoulement diminue rapide‑
ment ; l'orifice externe de la fistule s'affaisse progressivement
et sans accident ; la dent se consolide, et le 29 novembre, l'ou‑
verture est complètement oblitérée. Le militaire demande à re‑
prendre son service.

OBSERVATION III.

*Périostie spontanée de l'incisive méd.… …gauche. Fistule cutanée
de la région mentonnière. — Extraction. — Guérison (Obser‑
vation de M. Pietkiewicz, th. Paris, 1876).*

Mlle T..., jeune fille blonde, pâle, de santé délicate, 17 ans.

Il y a deux ans, sur la fin de décembre 1872, sans cause appa‑
rente, traumatisme ou refroidissement, est prise de frisson et de
malaise qui la force à garder le lit pendant quatre ou cinq jours.
Dès le lendemain du frisson, la gencive de la région incisive
inférieure était le siège d'un gonflement évident ; en même
temps les dents de cette région sont ébranlées et sensibles à la
pression. Cet abcès se termine au bout de huit jours par une
ouverture en avant de l'arcade dentaire. (Purgatifs, résolutifs,
quinquina, etc.). Malgré la guérison apparente, la malade con‑
serve une certaine sensibilité de la région mentonnière. Un peu
plus tard, apparition d'un nouveau phlegmon, mais à marche
lente, sans phénomènes généraux, ouvert au bout de quinze
jours par une ponction sur la ligne médiane de la région men‑
tonnière, à un centimètre en arrière du menton. Depuis, le gon‑
flement a disparu, mais un orifice fistuleux s'est établi à ce ni‑
veau, et tous les mois, à l'époque des règles, cette région devient
plus sensible et est en même temps le siège d'un léger gonfle‑
ment.

État actuel (30 octobre 1874). — La région incisive inférieure
n'offre ni gonflement, ni injection ; aucune dent n'est ébranlée,
ni sensible à la percussion ; aucune carie. Les deux incisives
médianes présentent cependant une légère coloration grisâtre.
Un stylet introduit par l'orifice fistuleux pénètre un peu oblique‑

ment à gauche d'une profondeur de 2 centimètres 1/2, il est arrêté à ce niveau et donne la sensation d'une partie nécrosée, os ou racine. Cette exploration, sans être douloureuse, provoque cependant une sensation pénible chez la malade qui désigne l'incisive médiane gauche comme en étant le siège. La percussion pratiquée sur les dents de la région, en maintenant le stylet dans cette position, paraît se transmettre plus nettement lorsqu'on frappe l'incisive médiane gauche; cette même transmission paraît aussi plus évidente que sur les autres lorsque, les doigts appuyés sur les dents, on frappe sur l'extrémité du stylet au moyen d'un corps dur. Le docteur Magitot juge l'extraction de l'incisive médiane gauche indispensable à la guérison de la fistule.

Le 6 novembre, l'extraction est pratiquée. Le bord antérieur de la racine, à 4 millimètres environ du sommet, présente une production polypiforme, molle, rougeâtre, dont le pédicule un peu large s'étend un peu en mourant sur les faces latérales. Le bord postérieur de la racine est rugueux, inégal, excavé en forme de croissant sur une hauteur de 1/2 centimètre, à partir du sommet qui est très mince, dénudé, très aigu, rugueux, en voie de résorption.

Quinze jours plus tard, la malade revient. L'orifice fistuleux est complètement fermé, et sa dent est replacée sur un petit appareil qui rétablit ainsi la régularité de l'arcade dentaire.

OBSERVATION IV

Périostite spontanée de l'incisive inférieure médiane droite. — Fistule mentonnière. — Extraction. — Guérison (observation de M. Pietkiewicz, Th. Paris, 1876).

Homme, 28 ans, brun, bonne constitution, a été pris, il y a sept ou huit ans, sans cause appréciable, traumatique ou autre, d'un phlegmon de la région mentonnière. Incision, suppuration pendant quelque temps, puis guérison et cicatrisation de l'incision.

Il y a dix-huit mois, nouveau phlegmon de la même région, mais moins volumineux. Ouverture spontanée au niveau de la cicatrice de l'incision. A partir de ce moment, le gonflement de la région, le phlegmon disparaissent peu à peu mais il reste une ouverture fistuleuse au niveau de la ligne médiane de la région mentonnière, à 2 centimètres en arrière de cette saillie.

17 décembre 1874. Examen. — Le stylet introduit par l'ouverture fistuleuse vient s'arrêter à une surface osseuse, arrondie, qui est le bord inférieur du maxillaire inférieur au niveau de la symphise. L'os est dénudé sur ce point sur une étendue de 1 centimètre environ. Les dents de la région incisive paraissent saines, l'incisive médiane droite présente néanmoins une coloration un peu plus jaune et un peu plus grisâtre. Toutes présentent la même fixité, aucune n'est sensible ni à la pression, ni à la percussion ; mais, lorsqu'on frappe sur l'extrémité du stylet introduit par la fistule et arrivé au contact de la partie osseuse dénudée, le malade ressent une douleur assez vive, et il indique constamment l'incisive médiane droite comme le siège de cette douleur. Le docteur Magitot juge nécessaire l'extraction de cette dent.

Le 19. Extraction. Le sommet de la dent dénudé de son périoste sur une étendue de 5 millimètres environ est rugueux et tronqué et présente des traces évidentes de résorption à son extrémité tandis qu'un peu plus haut on voit un commencement d'hypertrophie du cément.

OBSERVATION V

Fistule cutanée du menton datant de trois ans, en communication avec un clapier de la partie médiane du maxillaire inférieur. — Périostite chronique du sommet de l'incisive médiane gauche non cariée. — Extraction de cette dent. — Résection de son sommet. Réimplantation immédiate. Guérison. (Observation de M. Magitot, Bullet. Soc. Chirurgie, 29 janvier 1879).

18 janvier 1876. — M. K..., 15 ans, vit apparaître sans cause appréciable, en novembre 1874, un gonflement considérable du menton, qui aboutit rapidement à un abcès dont l'ouverture se fit à la fossette même. Après cette ouverture, les douleurs vio-

lentes éprouvées à presque toutes les dents inférieures, princi-
palement aux antérieures, disparurent. Le gonflement diminua
de beaucoup, il ne resta plus qu'un noyau induré dans la fossette
mentonnière, tout autour de l'ouverture persistante de l'abcès.
Pendant un an, celle-ci n'a cessé de laisser couler du pus. De
temps à autre, cependant, elle se recouvrait d'une croûte fine et
élastique qui, en se laissant distendre pendant quelques jours par
les liquides dont elle empêchait l'écoulement, prenait la forme
d'un cône transparent d'apparence cornéenne. L'ouverture cutanée fut plusieurs fois cautérisée au nitrate d'argent, mais elle ne
parut pas vouloir se fermer. Le malade, envoyé pendant cinq
mois à la station de Berck, revient dans le même état.

18 janvier 1877. — Une croûte a été arrachée, il y a quatre jours,
et le jeune malade nous affirme, avec une grande netteté,
qu'en tirant sur elle, il éprouvait des douleurs bien localisées à
l'incisive médiane gauche, inférieure. Aujourd'hui cette dent
ne présente d'anormal qu'une coloration un peu plus forcée que
celle des dents voisines. La pression et la percussion n'y pro-
voquent aucune douleur. Dans la fossette mentonnière la peau
présente une profonde dépression en entonnoir au fond de laquelle
se voit l'ouverture de la fistule, qui donne trois ou quatre grosses
gouttes de pus par jour. Tout autour existe un cercle d'induration
légèrement saillant et adhérent au maxillaire. Un stylet introduit
dans la fistule permet de constater une surface osseuse dénudée,
et détermine des douleurs sourdes sur toutes les dents antérieures, sans que l'on puisse déduire de cet examen quelle est
celle qui se trouve en rapport avec la lésion. Seule, la coloration
foncée de l'incisive médiane gauche nous fait croire à une altération de son sommet. Nous en pratiquons l'extraction et nous
trouvons, en effet, la pointe de la racine dénudée dans une étendue de 3 millimètres, rugueuse, piquante. Plus loin le périoste
est épais, hyperhémié, granuleux. Après une résection de 3 millimètres, la dent est remise en place... Guérison.

Observation VI.

Périostite chronique d'origine traumatique de l'incisive médiane droite inférieure. — Fistule cutanée mentonnière. — Extraction, réimplantation après résection du sommet de la racine. — Guérison. (Observation de M. David, th. Paris, 1877).

M. V..., 19 ans, bonne dentition, à l'âge de 9 ans en se suspendant par les dents à une barre de fer, fractura son incisive médiane droite inférieure. L'angle interne de l'extrémité de la couronne fut enlevé.

Quatre ans après, abcès au niveau du bord inférieur du maxillaire correspondant à la dent fracturée, accompagné de douleur et d'ébranlement de la même dent et de ses deux voisines. L'abcès s'ouvrit de lui-même sur la peau en laissant écouler beaucoup de pus. L'ouverture resta fistuleuse pendant un mois, puis se ferma, laissant à sa place un noyau induré entouré d'un léger empâtement.

Depuis lors, tous les ans, à peu près à la même époque, il se formait au même endroit un abcès qui s'accompagnait des mêmes symptômes du côté des dents. Parfois dans l'intervalle des abcès, après leur fermeture, il survenait de petites poussées inflammatoires, de véritables fluxions du menton et de la gencive, avec douleur et gonflement qui disparaissait assez vite.

Aujourd'hui (quinze jours après le dernier abcès qui a été ouvert au bistouri), il reste un léger empâtement du menton qui est assez dur. L'ouverture est fermée, entourée d'un peu de rougeur. La dent fracturée est un peu ébranlée mais indolente ; elle a une coloration grisâtre qui la fait facilement distinguer des autres.

4 mars 1876. — Extraction. Sommet de la racine un peu résorbé, rugueux, dénudé de son périoste sur une étendue de 2 millimètres. Résection de 3 millimètres. Remise en place.

OBSERVATION VII.

Fistule cutanée de la fossette du menton. Périostite chronique du sommet de la racine de l'incisive centrale inférieure droite. Pas de carie. Extraction ; résection de 2 millimètres, réimplantation ; guérison reconnue intacte au bout de neuf mois. (Observation de M. Magitot, Bull. Soc. chir., 1879).

9 avril, 1878. — M. le vicomte de N..., 23 ans. Dentition bonne et régulière.

Au commencement de février 1878, sans cause aucune, il vit apparaître sous la crête du menton, sur la ligne médiane, un petit bouton qui fut pris pour une pustule d'acné. Ce bouton prit des dimensions plus considérables que beaucoup d'autres qu'avait eus précédemment M. de N... sur la figure. Au bout de quelques jours il s'ouvrit sans avoir causé de douleur, et laissa écouler quelques gouttes de pus crémeux. Pendant un mois son ouverture laissa écouler un liquide sanieux, mais en petite quantité.

Dans le courant de mars, M. de N... consulta un médecin qui lui fit des cautérisations au nitrate d'argent dans l'ouverture restée béante, dans le but de la faire cicatriser. Ces tentatives furent vaines.

9 avril. — Le malade vient nous consulter ; il nous montre sa fistule qui est couverte de bourgeons charnus et entourée de bourrelets inflammatoires, comme le sont habituellement les vieilles fistules.

En y faisant pénétrer un stylet, nous pénétrons très profondément jusqu'au voisinage des incisives inférieures. Le patient nous avoue lui-même une douleur légère, mais bien localisée, à l'incisive centrale inférieure droite. Nous répétons plusieurs fois cette expérience. Chaque fois le malade nous fait la même réponse.

Cette dent, examinée ensuite avec soin, est tout à fait dépourvue de carie et d'aucune autre lésion extérieure, mais elle a une coloration un peu plus grisâtre que les autres ; elle est insensible spontanément ainsi qu'à la pression et à la percussion. Cependant par cette dernière manœuvre, le malade éprouve une sensation toute particulière différente de celle qu'il accuse par la percussion de toutes les autres.

De plus, elle présente à cet examen un son tout à fait différent. C'est un bruit sourd, tandis que la percussion des voisines rend un son clair.

En présence de ces signes, nous diagnostiquons une périostite chronique d'origine ancienne de l'incisive centrale inférieure droite, affection cause de la fistule sous-mentonnière et nous proposons la résection du sommet de cette dent.

15 avril. — Extraction : sommet piquant comme une aiguille, dénudé dans une étendue de 2 millimètres ; ailleurs le périoste est sain. Résection de 2 millimètres. Un stylet pénétrant par la fistule cutanée, sort dans l'alvéole, par sa paroi antérieure. Remise en place... Guérison.

OBSERVATION VIII.

Fistule du menton. Périostite chronique du sommet. Drainage. guérison. (Observation de M. le professeur Le Fort, publiée par M. Gérard Marchant, Bul. Soc. chir. mai 1892).

Il y a une dizaine d'années, un de mes clients et amis me présenta sa fille âgée de seize ans environ, laquelle portait au-dessous du menton, vers la face postérieure du maxillaire inférieur et sur la ligne médiane à peu près, une petite fistule, consécutive à un petit abcès guéri depuis longtemps, sauf la fistule. On pouvait seulement y introduire un fin stylet d'Anel, mais je n'arrivais pas sur l'os.

Pensant à une fistule dentaire, j'examinai soigneusement les incisives, je les percutai sans éveiller aucune douleur, sans percevoir aucune différence de son, et je ne constatai aucun changement de coloration.

Je proposai l'électrolyse. J'introduisis le stylet d'Anel dans la fissure, je la mis en rapport avec le pôle positif d'une pile de vingt éléments de Gaiffe (je n'en employai que 12) ; le pôle négatif représenté par l'excitation à éponge étant placé en avant du menton. Séance de une à deux minutes.

La fistule se ferma et resta fermée plusieurs mois puis reparut. Nouvelle électrolyse, nouveau succès temporaire.

Comme je voyais la famille ennuyée de la prolongation de ce petit ennui, je proposai de prendre l'avis de Richet. Lors de la dernière exploration j'étais arrivé à sentir le maxillaire à nu.

L'avis de Richet fut de faire une incision transversale, de mettre le maxillaire à nu et de le ruginer ; je fus d'un avis contraire. Je représentai aux parents que cette opération aurait pour résultat une abominable cicatrice qui défigurerait leur fille ; que la fistule ne se voyait pas, puisqu'elle était en arrière de la saillie du menton, qu'elle donnait à peine le matin une ou deux gouttes de suppuration ; qu'avec le temps le petit point nécrosé se détacherait et je prêchai l'abstention. C'est le parti qui prévalut.

Quelques mois après le père revint me voir et me tint ce discours : « J'ai parlé de ma fille à mon dentiste, M. Crâne, et la lui ai montrée. Il me dit qu'il y a vers la pointe de la dent, au fond de l'alvéole, un petit abcès renfermant de l'air et du pus. Il me propose de perforer l'incisive pour aller vider et panser l'abcès.

Crâne perfora l'incisive dans toute sa hauteur et vers sa face postérieure. On constatait très bien l'existence d'un petit canal au travers duquel il faisait pénétrer dans l'alvéole des brins de ouate imbibés de substances médicamenteuses qu'il retirait avec un minuscule crochet.

Après un mois, il prétendit que la maladie était guérie et qu'on pouvait obturer le canal afin de rendre à la dent sa couleur. C'est ce qui fut fait, et après l'obturation il fallait y regarder de très près pour s'apercevoir qu'on avait touché à la dent.

Rien n'avait été fait à la fistule. Elle se ferma d'elle-même pendant le traitement et depuis lors la guérison s'est maintenue complète.

OBSERVATION IX

Fistule du menton. Périotiste chronique du sommet. Drainage.

Guérison. (Observation de M. le Professeur Le Fort publiée par M. Gérard-Marchand, Bull. Soc. chir. mai 1892).

Deux ans après, une de nos clientes âgée de 23 à 24 ans eut, pendant que je la soignais pour autre chose, un petit abcès en arrière du menton. Je l'ouvris et ne pus rien constater sur les incisives. L'abcès se guérit, mais en laissant une fistule. Après un mois, voyant que la fistule persistait, j'envoyai cette dame chez Crâne. Il porta le même diagnostic que dans le premier cas, fit la même opération et la fistule se ferma toute seule une fois l'opération faite.

OBSERVATION X

Fistule du menton. Extraction de l'incisive centrale inférieure. Guérison. (Observation de M. le docteur Galype, Journ. des Connaiss. méd. juin 1892).

Il s'agit d'une petite fille âgée à cette époque de 8 ans (en 1887) profondément scrofuleuse et dont les dents atteints d'érosion sont mal développées. Vers la fin du mois d'août 1887, le menton de cet enfant devient tuméfié et rouge. L'enfant ne se plaignait pas ; l'augmentation de volume du menton avait seul attiré l'attention des parents. Le 3 septembre suivant, un écoulement considérable de pus se fit à la fois, par le menton et par la bouche. Cet écoulement dura jusqu'au 8 octobre, puis la fistule se ferma et tout parut rentrer dans l'ordre. La fistule se rouvrit le 10 novembre et l'écoulement du pus dura jusqu'au 25 du même mois. Elle se ferma de nouveau, puis se rouvrit. On m'amena cette enfant le 7 décembre. Je constatai qu'une incisive centrale inférieure avait changé de couleur, qu'elle remuait un peu. Le stylet introduit par la fistule, rencontrait un corps rugueux correspondant à la racine de la dite dent. Toutefois cette dent ne présentait pas de carie apparente, néanmoins j'en ai pratiqué l'extraction. La suppuration disparut dès le lendemain, pour ne plus reparaître. La situation de la cicatrice occupant exactement la par-

tie médiane du menton a eu pour effet de creuser une fossette qui
n'a rien de disgracieux.

La dent extraite était très petite, la racine incurvée est forte-
ment aplatie sur ses faces latérales. Son extrémité était rugueuse,
elle était couverte de tartre salivaire. En l'examinant de très
près, je découvris au collet une légère altération, mais j'étais
loin de soupçonner alors que c'était le point de départ des accidents qui s'étaient produits.

Examen microscopique. — Sur des préparations microscopi-
ques colorées par la méthode de Gramm, je constatais que l'altération dont j'avais remarqué l'existence était une carie superficielle et que la petite cavité était remplie de parasites. De la région cariée partaient de rares canalicules infectés se rendant directement à la pulpe. Celle-ci avait été à son tour envahie par
les micro-organismes dont on voyait des colonies tapisser les parois de la cavité pulpaire. Il en était de même du canal de la racine dont l'extrémité présentait de l'ostéite raréfiante.

OBSERVATION XI

*Fistule consécutive à la carie de la racine de la petite incisive
inférieure gauche. (Observation de M. le docteur Bernier, publiée par M. Gérard-Marchant, Bull. soc. chir., mai 1892).*

J'eus l'occasion de voir en province en 1889, une jeune fille de
19 ans, qui présentait depuis deux ans un orifice fistuleux siégeant au niveau du bord inférieur du maxillaire inférieur, un peu
à gauche de la ligne médiane, cette fistule n'avait pas été précé-
dée par un abcès volumineux ; il s'était seulement produit un peu
de gonflement, à peine une légère rougeur, puis la peau avait
rougi, s'était perforée, et une petite quantité de pus, 2 grammes
environ, s'était écoulée. Les parents, qui prenaient grand soin
de leur enfant, et la jeune fille, fort intelligente, me donnèrent
ces renseignements avec la plus grande netteté. Le pus qui s'é-
coula était, nous dirent-ils, du pus ordinaire, sans caractères par-
ticuliers. Un médecin qui avait été consulté, fit appliquer des

pansements humides à l'alcool et examina plusieurs fois les dents, mais sans qu'il put y provoquer aucune douleur par la pression ; aucune douleur spontanée n'avait non plus jamais existé de ce côté, et il n'y avait nulle trace apparente de carie.

Pendant trois mois l'écoulement du pus persista, malgré des injections de teinture d'iode pure dans le trajet ; le liquide était seulement devenu un peu plus séreux ; puis l'orifice sembla s'obturer ; mais au bout de quinze jours, nouveau gonflement, toujours léger, rougeur et ouverture, sans douleur appréciable. Les choses se reproduisirent ainsi trois fois jusqu'au moment où je vis la malade.

A cette époque je constatai la présence, au lieu indiqué précédemment, d'un orifice fistuleux très étroit, donnant passage à un fin stylet sans fongosités ni autour de l'ouverture ni dans le trajet. Deux ou trois gouttes de pus au plus tachent le pansement qui est renouvelé tous les deux jours. Aucun gonflement des parties molles ni de l'os lui-même : pas de douleurs. J'examine de suite le système dentaire, qui ne me présente rien de particulier ni à la vue ni à la pression. L'exploration au stylet ne me donne rien ; au bout d'un centimètre environ je suis obligé de m'arrêter, le trajet ne permettant plus le passage. J'ajoute que la malade, très bien portante, ne présente aucun antécédent héréditaire ou personnel.

Devant cet examen en quelque sorte négatif, en présence de cette ouverture fistuleuse persistante et très petite n'ayant jamais été accompagnée de symptômes quelconques du côté de l'os lui-même, je n'hésitai pas, instruit par l'observation de M. le professeur Le Fort, à penser qu'il s'agissait là d'une carie radiculaire, que je crus devoir rapporter à la seconde incisive inférieure gauche à cause de la situation de l'orifice. Je proposai à la famille la trépanation de la racine de cette dent, qui fut acceptée. N'ayant point sous la main de dentiste expérimenté, je pratiquai moi-même cette intervention au moyen d'une très petite tréphine. Je conseillai alors d'interrompre toute injection du côté de la fistule et d'attendre.

Au bout d'une huitaine de jours, toute trace de suppuration avait disparu de ce côté, et quinze jours plus tard il ne restait

plus, comme trace de l'affection, qu'une cicatrice très peu appréciable, légèrement déprimée et adhérente à l'os dans la profondeur.

Je revis la malade un an plus tard ; la fistule ne s'était pas
rouverte, et un point brunâtre était la seule marque qui restait ;
on ne la voyait d'ailleurs nullement lorsque la malade ne portait
point sa tête en haut et en arrière.

OBSERVATION XII.

Fistule du menton. Grattage du maxillaire. Reproduction de la
fistule. Extraction. Guérison. (Observation inédite due à l'obli-
geance de M. le docteur Ferrier).

V..., 18 ans, assez bien portant, antécédents bons, vient un
jour me trouver à la clinique dentaire de l'hôpital Lariboisière
pour une molaire inférieure droite cariée, la dent est extraite ;
mais je constate une ouverture fistuleuse au tégument externe
du menton, à la partie médiane. A l'examen des dents, l'incisive
médiane inférieure gauche est d'un blanc bleuâtre qui contraste
avec la couleur jaune des autres dents ; j'en conclus que sa pulpe
est sphacélée et que cette dent est l'origine de la fistule. Je propose à V... de le guérir par l'extraction de cette dent ; il me raconte que l'année précédente on lui a fait un grattage de son
maxillaire inférieur pour cette lésion apparente, que la fistule
fermée après l'opération s'est rouverte et que sa famille, devant
ce résultat, était décidée au *statu quo* ; sur mon insistance, les
parents consentent à l'extraction de la dent, qui fut suivie de la
guérison de la fistule.

OBSERVATION XIII.

Fistule consécutive à une lésion dentaire du niveau du menton.
Curettage. Guérison. (Observation inédite obligeamment com-

muniquée par M. le docteur Villemin, ancien prosecteur de la Faculté).

Jeune homme originaire du département des Vosges et y habitant, serrurier-mécanicien, 19 ans. Pas de tuberculose, pas de syphilis dans la famille. Aspect strumeux, grosses lèvres, leucome cornéen suite d'une kératite de l'enfance. Pas de ganglions cervicaux.

A l'âge de 12 ans 1/2 double fluxion dentaire au niveau des dents antérieures à la mâchoire supérieure, abcès ouverts spontanément dans la bouche. A la mâchoire inférieure de même, un abcès ayant déterminé dans le menton une tumeur, dure, rouge, douloureuse, volumineuse, mais dont le contenu purulent très abondant s'est écoulé aussi dans la bouche pendant deux à trois jours.

Au bout d'un mois, nouvelle poussée inflammatoire, mais cette fois avec ouverture au dehors à la pointe même du menton, immédiatement la tumeur s'est réduite mais il est resté une fistule qui a persisté six ans, c'est-à-dire jusqu'au moment de l'intervention opératoire. Cette petite fistule donnait très peu, quelques gouttes de sérosité blanche qui se concrétaient sous formes de croûtes cachant l'orifice. Placés dans une dépression, les bords de cet orifice formaient une légère colerette et présentaient un aspect blafard. Pas de suintement sanguin. Pas de ganglions sous-maxillaires. Aucune saillie appréciable sur le bord inférieur du maxillaire, ni dans la cavité buccale. Le trajet fistuleux assez rigide limitait les mouvements des parties molles et montrait par là nettement ses attaches au squelette. Les incives inférieures paraissaient absolument saines. La percussion sur elles n'était pas douloureuse pas plus que l'impression des liquides chauds ou froids. Elles ne semblaient pas avoir de coloration différente de celle des dents voisines. Le reste de la denture était en assez bon état, une épingle enfoncée dans le trajet fistuleux rencontrait le squelette et déterminait une légère sensation douloureuse dans les deux premières incisives.

Faute d'instrumentation chirurgicale appropriée nous nous

bornons (sans grand espoir de réussite d'ailleurs) à faire des
injections iodées avec une seringue de Pravaz (1890).

En 1891 (fin septembre) une incision transversale de 3 centimètres environ faite à la pointe du menton nous permet de dissé-
quer sur un stylet tout le trajet fistuleux qui est enlevé. Une
curette de Volkmann de très petit volume entame le maxillaire
et creuse jusqu'à la racine des dents ; ne sachant à laquelle
des deux incisives médianes attribuer la lésion nous grattons
les racines des deux avec une certaine force. Lavage avec un
fort jet pour donner issue à la bouillie osseuse remplissant le
foyer. Suture sans drainage.

Quelques jours après un point de suture se désunit et il sort
un peu de liquide séreux.

Dix jours après l'opération la cicatrisation était complète et
depuis cette époque la guérison s'est maintenue parfaite, c'est-à-
dire depuis huit mois. Les tissus ont repris toute leur souplesse.

OBSERVATION XIV.

*Fistules du menton consécutive à des altérations dentaires (ob-
servation de M. le docteur Galippe, Journal connaiss. méd.,
juin, 1892).*

Au mois de janvier dernier se présentait à ma consultation
un petit garçon de 9 ans, présentant au niveau du menton une
fistule par laquelle s'écoulait du pus. Sa mère me raconta ce qui
suit ; il y a quatorze mois, apparut au menton, au niveau du
maxillaire inférieur droit, un gonflement qu'on traita suivant
l'usage si malheureusement répandu, par des cataplasmes. Enfin
quand l'abcès fut arrivé à maturité, un médecin l'ouvrit avec
le bistouri. Depuis, par l'ouverture ainsi faite le pus a constamment coulé. On lui enleva alors une dent de lait cariée et le pus
s'écoula à la fois par l'alvéole et par la fistule. Au bout de quatre mois l'incisive latérale permanente fit son éruption et le pus
ne coula plus que par la fistule. Au moment où j'examinai l'enfant, la bouche n'offrait rien de particulier ; la canine de lait

avait disparu. Un chirurgien avait fait un grattage du maxillaire par la fistule, sans succès. Sur son avis, j'enlève la première molaire de lait cariée. Un stylet introduit dans la fistule rencontre un corps rugueux, non mobile et ne ressort pas par la bouche. Je fais des injections antiseptiques et je prescris des lavages également antiseptiques. Pendant quinze jours la suppuration diminue dans des proportions considérables et la fistule est presque complètement fermée. Le 19 janvier, sans cause précise, l'écoulement du pus recommence et la situation devient ce qu'elle était primitivement et les choses restèrent aussi jusqu'au 13 février, chaque fois que j'introduisais le stylet par la fistule, l'enfant, sans jamais varier, prétendait que je touchais l'incisive latérale inférieure droite.

Celle-ci paraissait être absolument saine, et après beaucoup d'hésitations et d'examens répétés, je me décidai à en pratiquer l'extraction qui se fit avec assez de difficultés. Le stylet introduit par la fistule ne ressortit point par l'alvéole et venait buter contre une barrière osseuse donnant toujours la sensation d'un séquestre. L'enfant accuse toujours la même sensation lorsqu'on introduit le stylet par la fistule. Le stylet pénétrait à une profondeur d'environ 2 centimètres. Je revis le patient le 16 et le 20 février, la situation n'avait pas changé. Depuis je n'ai plus revu l'enfant, de sorte qu'il ne m'a pas été possible d'intervenir par la fistule, comme je me proposais de le faire.

Anatomie pathologique. — Immédiatement après l'extraction, je m'étais mis en devoir d'examiner la dent extraite afin de voir si elle offrait des lésions. L'extrémité de la racine présentait une sorte d'amincissement ayant environ 3 millimètres de hauteur et se terminant brusquement par un ressaut.

Sur les coupes passant par des régions paraissant saines, on voit dans le cément et à sa surface de petites anfractuosités en partie comblées par du tissu cémentaire de nouvelle formation. On trouve même, en plein tissu dentinaire, des espaces remplis de cément et en continuité avec le cément normal, par une sorte de pédicule. Toutes ces lésions montrent qu'il y a eu dans ces points des inflammations destructives ayant exercé leur action jusque dans le tissu dentinaire, puisqu'il s'est fait des excavations comblées grâce au tissu cémentaire.

Tout à fait au sommet de la racine, au niveau de la région amincie, le cément et la dentine sont comme taillés à pic et ont été détruits par un travail pathologique récent, car on ne trouve à la surface des points détruits que des néoformations cémentaires isolées et peu développées.

On voit que cette dent a été le sujet d'une série de poussées inflammatoires, les unes anciennes et en partie réparées, les autres récentes.

Il est extrêmement difficile de fixer l'origine de ces lésions. Je crois qu'il est probable que le maxillaire a dû être primitivement infecté par une dent de lait cariée et que les agents infectieux sont restés cantonnés dans des espaces médullaires. La suppuration s'effectuant par la fistule, la guérison du bord supérieur s'est effectué normalement, tandis que dans sa région profonde le maxillaire est resté infecté. La dent que nous avons examinée ne serait donc devenue malade que secondairement et sous l'influence de l'ostéite infectieuse évoluant à son contact. Il y aurait donc eu lieu, pensons-nous, d'agir sur le maxillaire plus énergiquement que cela n'avait été fait.

Les coupes colorées par la méthode de Gramm n'ont point montré de micro-organismes, ce qui démontre, comme je l'avais du reste constaté à l'aide du stylet explorateur, que l'extrémité de la racine ne communiquait pas avec le foyer de suppuration, dont elle était séparée par une lamelle osseuse.

OBSERVATION XV

Abcès phlegmoneux du menton avec fistule consécutive d'origine dentaire. (Observation de M. Magitot, Journ. Connaiss. méd., 7 avril, 1892).

La petite X..., d'une excellente santé habituelle et sans antécédents héréditaires, est prise, sans cause appréciable il y a deux mois, au niveau de la région mentonnière, d'une tuméfaction du volume d'une noisette. Cette tuméfaction disparaît spontanément dans l'espace de quelques jours. Huit jours plus tard, le menton devient de nouveau le siège d'un gonflement, mais cette fois beaucoup plus considérable et qui se termine par un abcès. Cet abcès est ouvert par un médecin qui pratique même deux incisions, une première au niveau de la fossette mentonnière, et une seconde plus en arrière, sur la ligne médiane, à 2 centimètres environ de la première.

L'orifice de la fossette mentonnière ne tarde pas à se fermer, laissant d'ailleurs à sa suite une petite cicatrice mamelonnée.

L'ouverture postérieure, au contraire, reste fistuleuse et continue à donner issue à une suppuration du reste peu abondante.

Le médecin qui soigne l'enfant, étonné de voir la suppuration persister aussi longtemps, conseille à la famille d'aller prendre l'avis d'un chirurgien des hôpitaux. Celui-ci fait le diagnostic d'ostéopériostite du bord mentonnier du maxillaire inférieur et conseille comme traitement l'incision transversale de la peau au niveau du menton et le grattage de l'os à ce niveau. C'est alors que la mère de l'enfant vient consulter M. le docteur Magitot. Au moment où on observe la petite fille, on trouve l'orifice de la fistule sous-maxillaire béante et laissant suinter un liquide séro-purulent.

L'exploration au stylet permet de pénétrer à une profondeur de 4 centimètres dans une direction verticale et rencontre au bout de son trajet une surface dure. A ce moment l'enfant pousse un cri et déclare qu'on lui touche une de ses dents qu'elle désigne du doigt. C'est précisément celle dont nous parlerons tout à l'heure.

A l'examen de la bouche, on constate que des quatre incisives inférieures, la centrale droite est plus courte que les autres d'environ un millimètre et demie, des questions adressées à la mère de l'enfant ne permettent de retrouver aucun traumatisme antérieur qui puisse expliquer cette différence de longueur. En même temps cette dent est déviée et projetée en avant des voisines. A l'exploration au miroir, on reconnaît que cette incisive présente une teinte grisâtre et opaque qui tranche sur la teinte jaunâtre et transparente des voisines.

Ces détails, ainsi que la circonstance spéciale de la rencontre de cette dent par le stylet, permettent de poser le diagnostic suivant :

Périostite de l'extrémité radiculaire de l'incisive centrale inférieure droite avec abcès de la région mentonnière et fistules consécutives.

M. Magitot se décide à pratiquer l'extraction pure et simple de cette dent, bien qu'au premier abord on puisse songer à la conserver par le greffe.

On a signalé, en effet, plusieurs observations de greffe suivie de succès dans les cas de ce genre. Tel est, par exemple, le cas du docteur Alquié, qui représente un des premiers cas de greffe par réimplantation.

La greffe n'est point indiquée dans cette circonstance, car la dent en question par sa saillie en avant de l'arcade, sa couleur et sa différence de longueur, constitue une difformité, tandis que sa suppression, chez un enfant de cet âge, passera inaperçue par le rapprochement lent et progressif des dents voisines.

L'extraction est donc pratiquée le 4 février 1891. Aussitôt après, on constate que le sommet radiculaire offre les altérations ordinaires de la périostite : dénudation dans une étendue de 1 à 2 millimètres, état rugueux, résorption partielle des tissus, injection et épaississement des faisceaux ligamenteux du voisinage du point dénudé.

Aucun traitement n'est indiqué si ce n'est quelques gargarismes boriqués.

Le 6 février, la fistule sous-mentonnière est fermée.

Le 8, la guérison est complète.

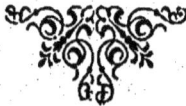

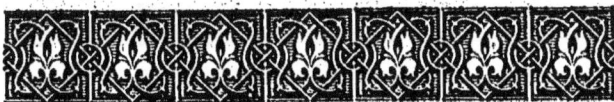

CONCLUSIONS

1º Les fistules du menton sont presque toutes consécutives à des lésions dentaires.

2º Ces lésions siègent sur la racine dentaire, sur le périoste ou ligament et sur l'alvéole ; elles ne sont pas spontanées ; la dent a subi une altération dans sa couronne qui a permis à l'infection de se produire.

3º Les signes que nous avons exposés et dont les principaux sont la coloration de la dent, la perte de sa transparence et l'exploration de la fistule au stylet, permettront d'arriver à reconnaître l'organe dentaire malade qui a donné naissance à la fistule et l'entretient.

4º Pour obtenir la guérison de ces fistules il faut agir sur leur cause, la lésion dentaire ; pour cela on emploiera la greffe dentaire.

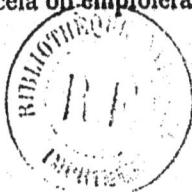

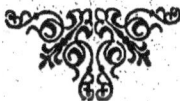

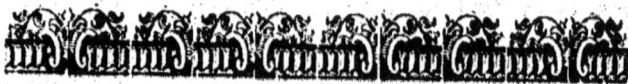

INDEX BIBLIOGRAPHIQUE

Binaut. — Des fistules dentaires. Th. Paris,1838.

Boyer. -- Traité des maladies chirurgicales et des opérations qui leur conviennent, Paris, 1818.

Chambounaud. — Des fistules dentaires.Th. Paris, 1867.

Chassaignac. — Des fistules ossifluentes des os dentifères. Bull.gén. de thérapeutique, 1851.

— Traité pratique de la suppuration. Paris, 1850.

Choisy, — Mémoire sur les fistules dentaires. Bull. de l'Acad. de médecine, 1848.

Coleman, — Manuel de chirurgie et pathologie dentaires, traduc. Darin. Paris, 1885.

Colle, — Fistules osseuses d'origine dentaire. Th. Paris, 1884.

David, — Etude sur la greffe dentaire. Th. Paris, 1877.

— Bibliographie française de l'art dentaire. Paris, 1889.

Duval (J. R.), — Propositions sur les fistules dentaires. Paris, 1810.

Dolbeau. — Fistules dentaires. Gaz. des Hopit., 1874.

Galippe. — Journal des connaissances médicales, 1889 et 1892.

Guyon. — Art. maxillaire in Dict. enc. des sc. méd.

Jourdain. — Traité des maladies de la bouche, Paris, 1778.

Lannelongue et Menard. — Affections congénitales. Paris, 1899.

Magitot. — Art. Dent in Dict. enc. des sc. méd.

— Clinique odontalogique. Gaz. des Hôpit., 1876.

Malassez. — Archives de physiologie. Février, 1885.

Marchant (Gérard). — Bull. Soc. chir. mai, 1892.

Mela. — Périostite alvéolo-dentaire. Genève, 1888.

Pietkiewicz. — Périostite alvéolo-dentaire. Th. Paris, 1876.

Richaud. Fistules dentaires. Th. Paris, 1877.

Tillaux. — Traité d'anatomie topographique. Paris, 1887.

Tomes. — Traité de chirurgie dentaire. Trad. Darin. Paris, 1873.

TABLE DES MATIÈRES

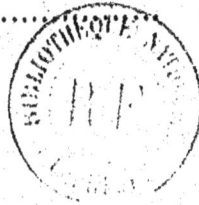

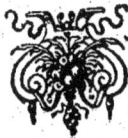

Paris. — Imprimerie de la Faculté de Médecine, Henri JOUVE, 15, rue Racine.

www.ingramcontent.com/pod-product-compliance
Lightning Source LLC
Chambersburg PA
CBHW070907210326
41521CB00010B/2100